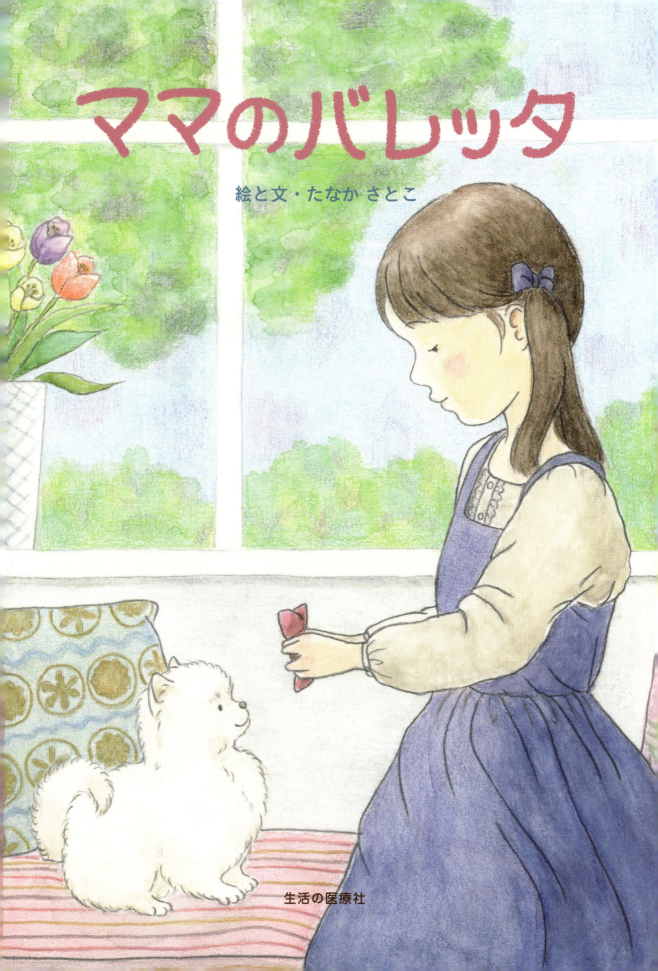

ママが、がんになった。

がんをやっつけるために、こうがんざいをしたの。

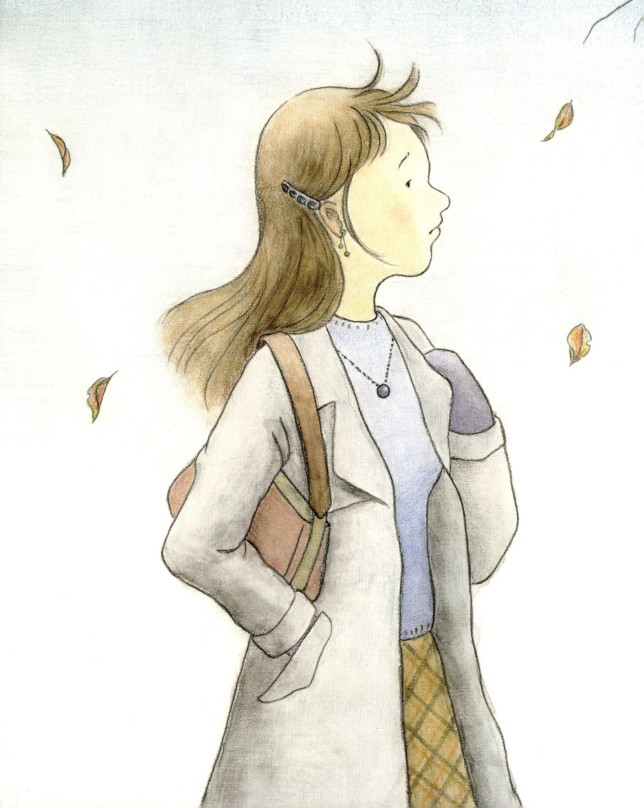

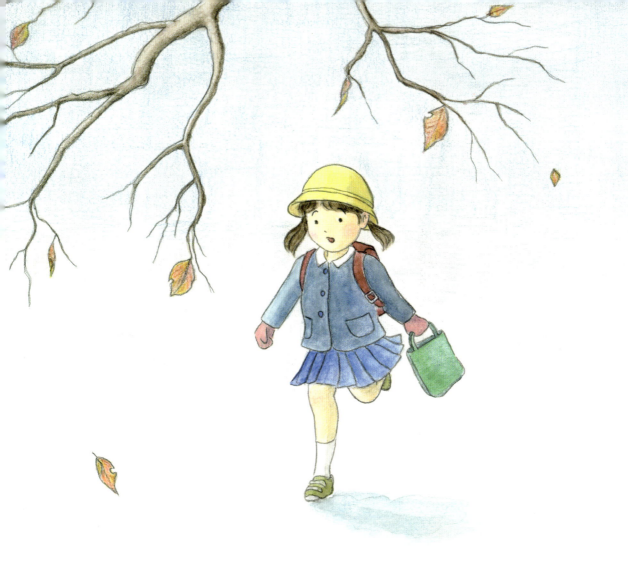

こうがんざいって、がんをやっつけるけど、
かみの毛もぬけちゃうんだ。
ううん、かみの毛だけじゃなくって、
まゆ毛も、まつ毛も、体中の毛がぜーんぶ。

ママは、長くてサラサラのかみの毛が、

じまんだったのに。

いろんなバレッタを　たくさんもっていて、

毎日バレッタで　じょうずに

かみの毛を　まとめてたんだよ。

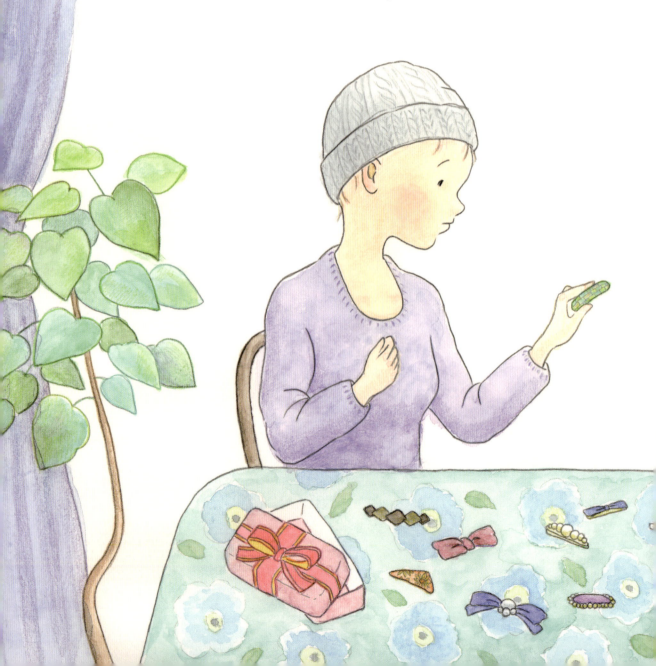

でも、かみの毛が　ぜんぶぬけちゃったから、
そのバレッタも　つかえなくなって、
とってもかなしそうだった。

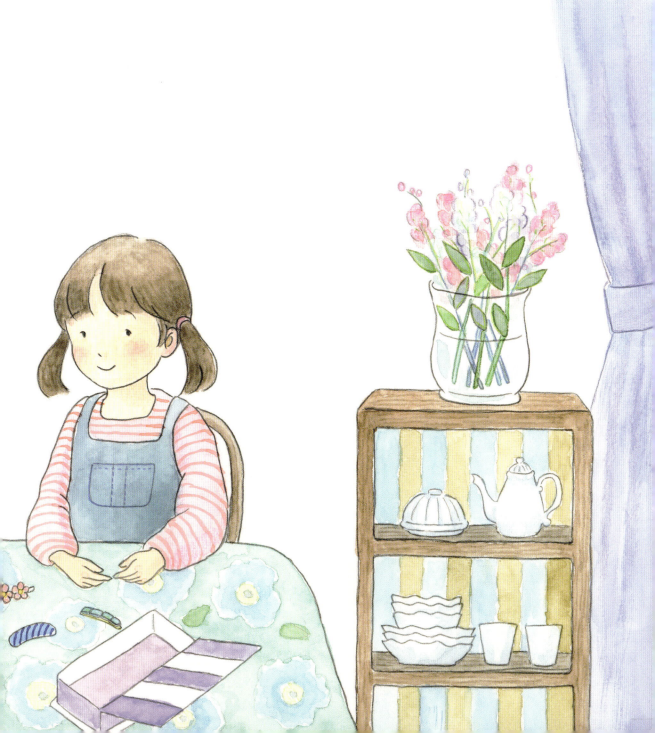

ある日、ママが、かがみの前で、

「かみの毛のぬけない　こうがんざいが

あればいいのに。」

って、なきそうなかおを　してたから、

ママのかおを　のぞきこんで、

「わたしが大きくなったら

おくすりの研究者になって、

かみの毛のぬけない　こうがんざいを

発明するからね。」

って　いったら、

ニコッとわらって、ギュッとだきしめてくれた。

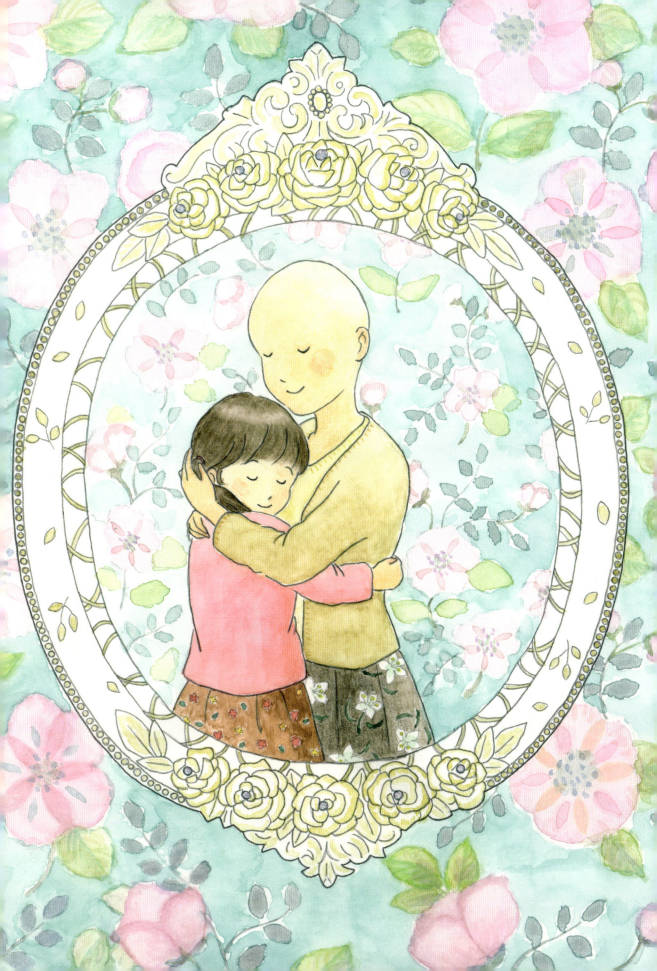

それから、ママが、

「もともとニンゲンに、

かみの毛なんて　生えてなきゃいいのに。」

って　おかしなこというから、

世界中の人がツルツル頭なとこ、そうぞうして、

ちょっと　わらっちゃった。

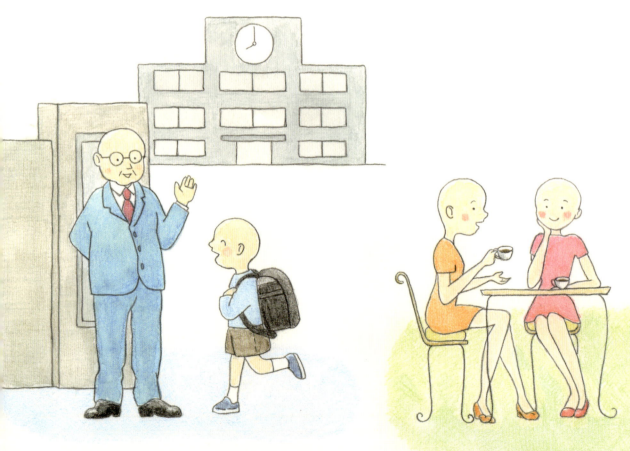

校長先生はもともとこのかみがた

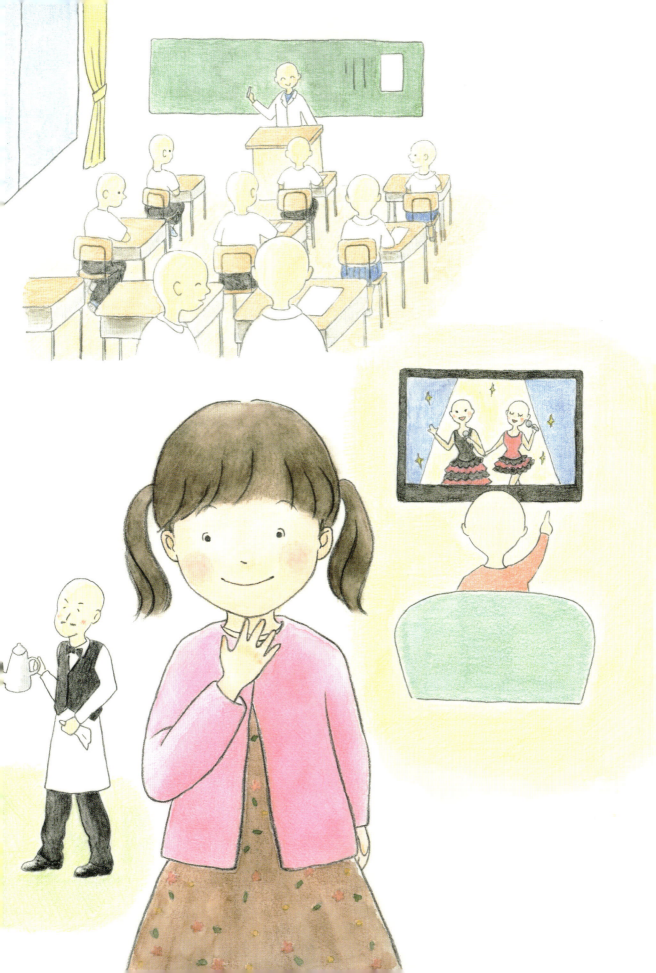

わたしは　こう答えた。

「でもさ、ニンゲンが、
シロみたいに体中に毛が生えてる生き物じゃなくて、
よかったんじゃない？」

シロは、うちでかってるポメラニアンの名前なの。

わたしとママは、
体中の毛がぬけて　ツルツルになったシロを
思いうかべて、
ふたりで　大わらいしたんだ。

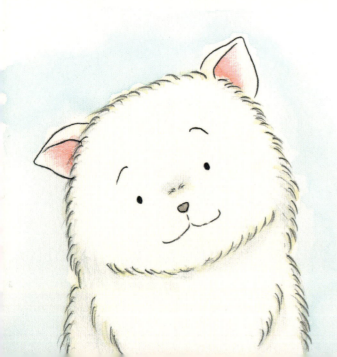

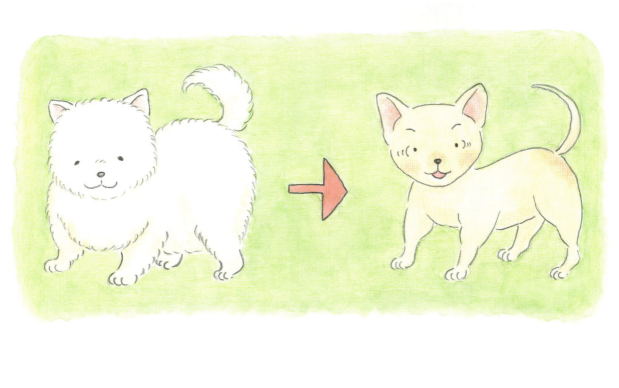

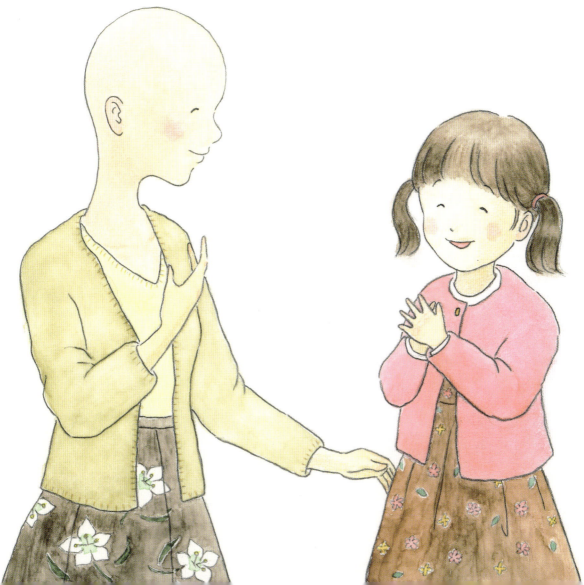

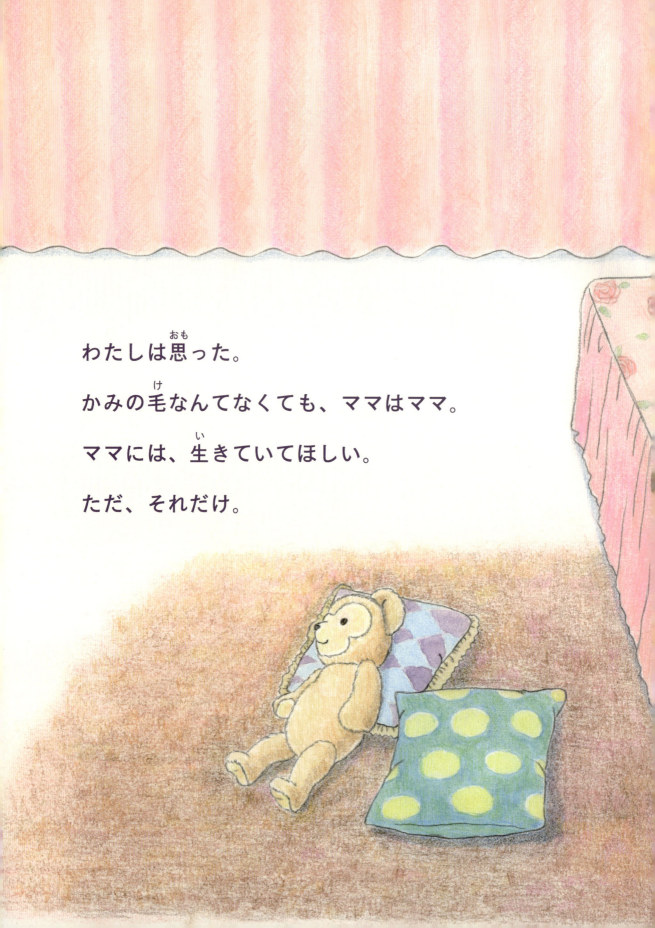

わたしは思った。
かみの毛なんてなくても、ママはママ。
ママには、生きていてほしい。
ただ、それだけ。

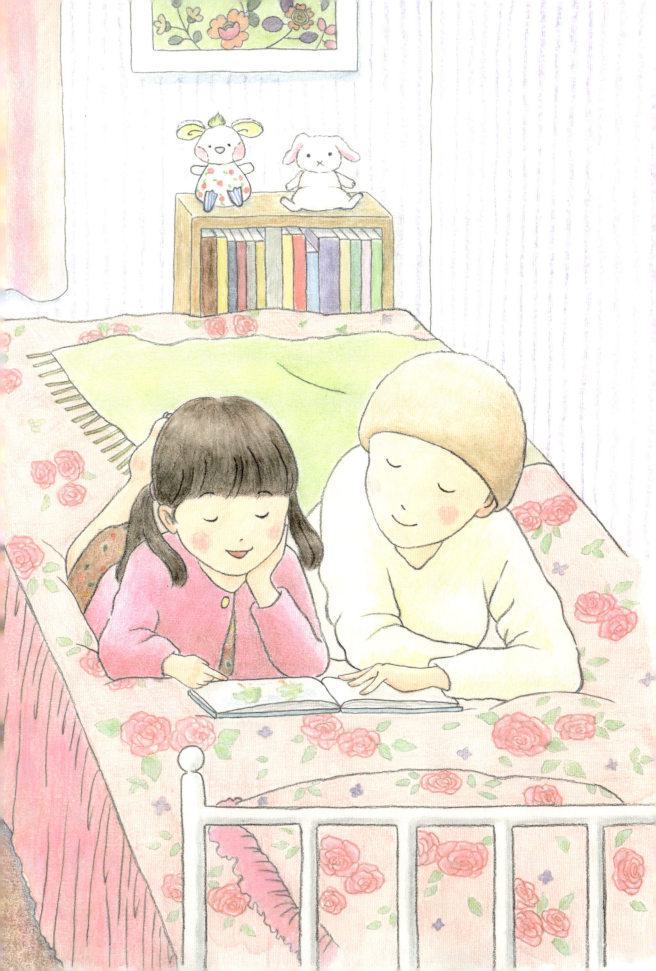

でもね、じっさいに かみの毛がなくなってみると、
いいことも いっぱいあったんだよ。

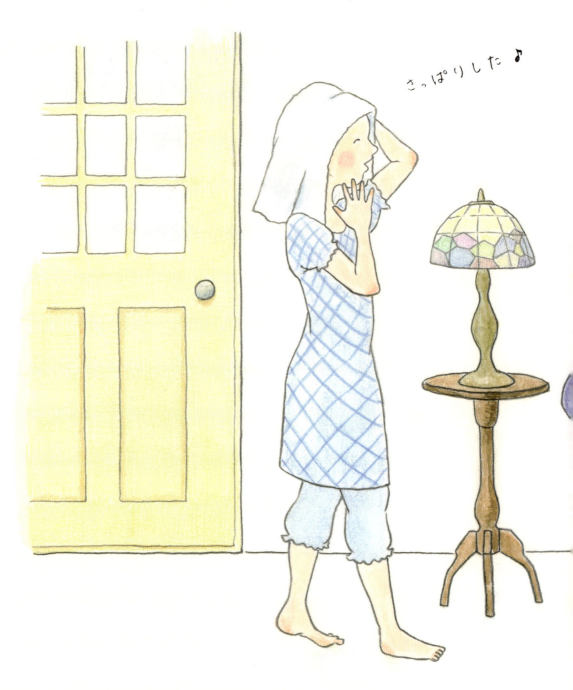

さっぱりした ♪

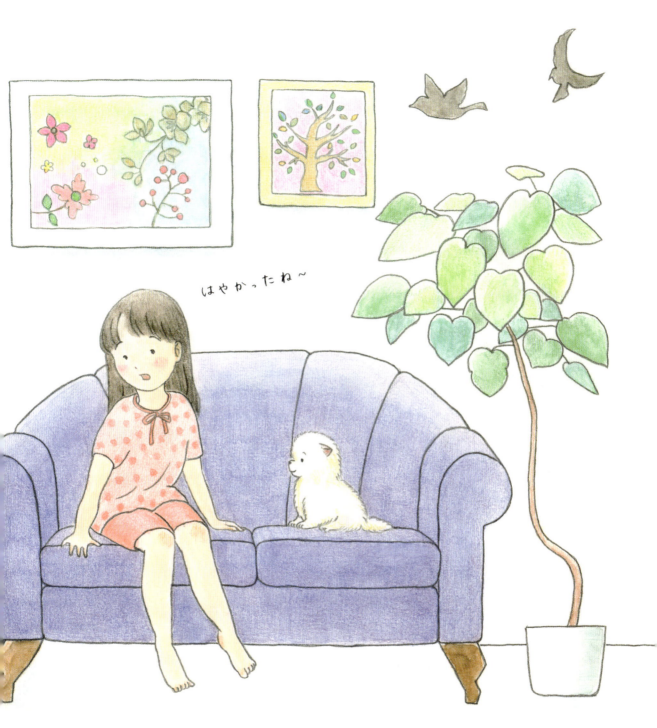

おふろのとき、シャンプー　ラクチンだし、

ドライヤーも　しなくていいし。

ウィッグで、いろんなかみがたを 楽(たの)しめるし。

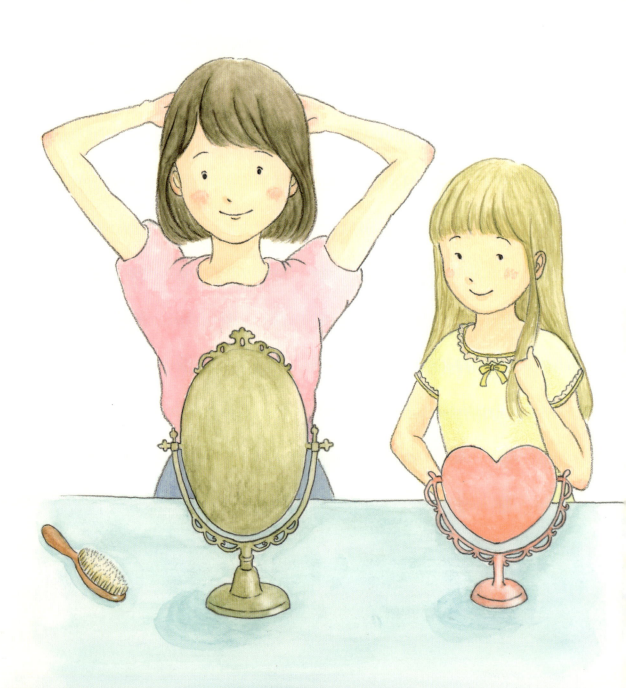

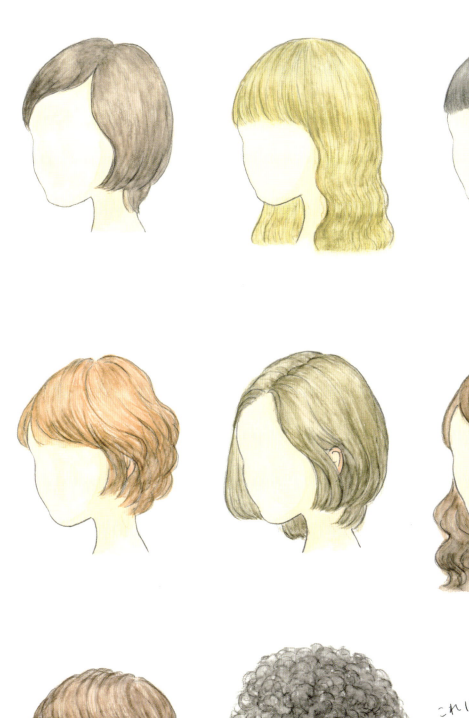
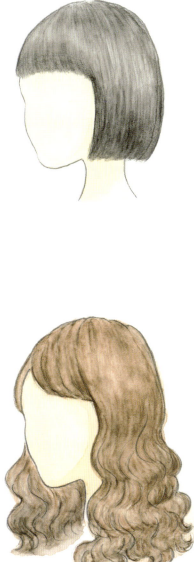
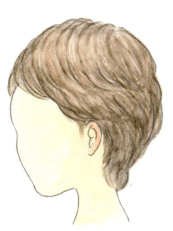
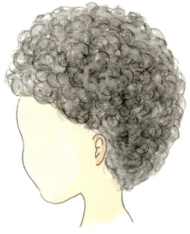

これは
どんなときに
つかうの？

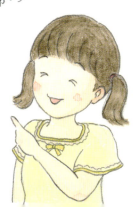

ぼうしも、いろいろ　楽(たの)しめるし。

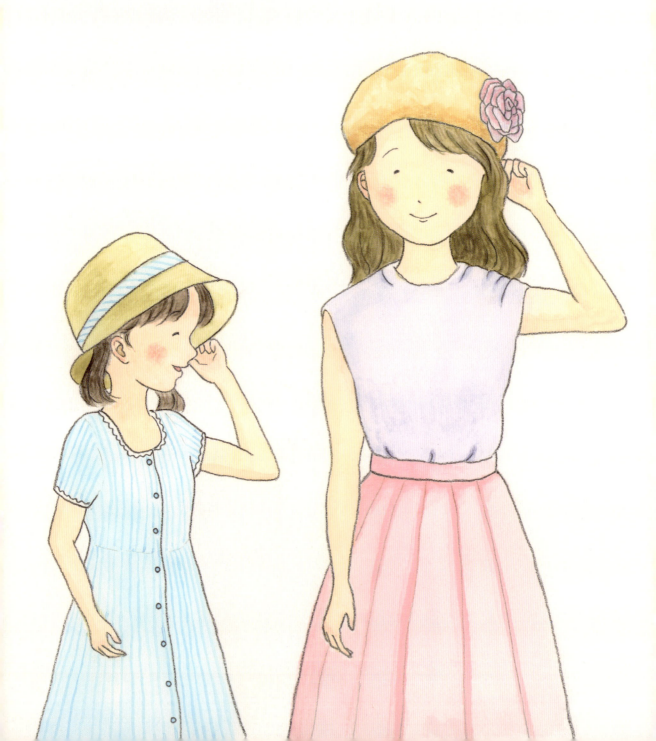

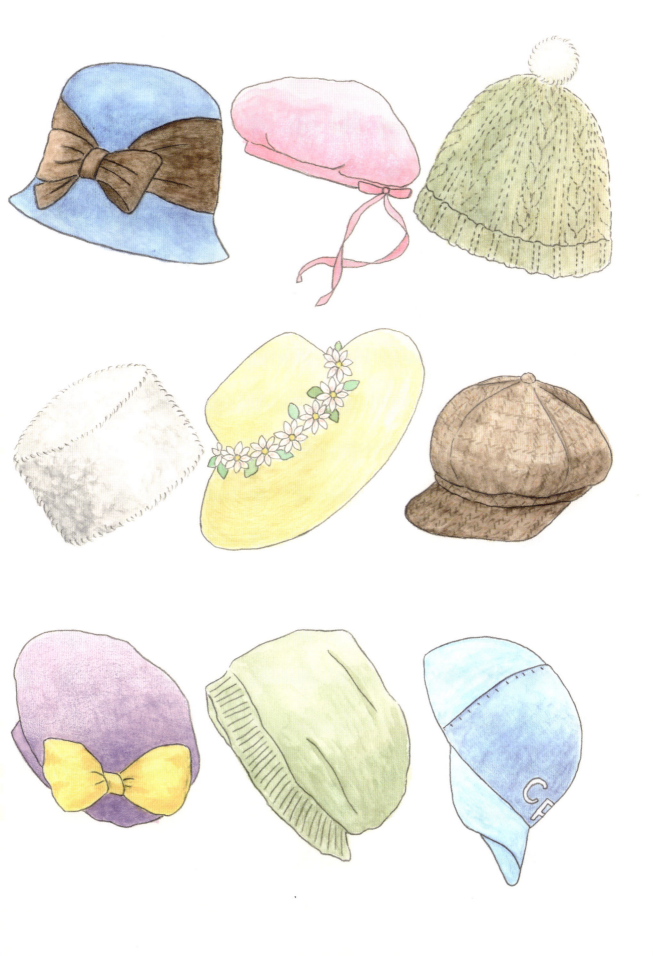

美よう院に行かなくていいし。
時間もお金も、けっこうせつやくできるんだって。

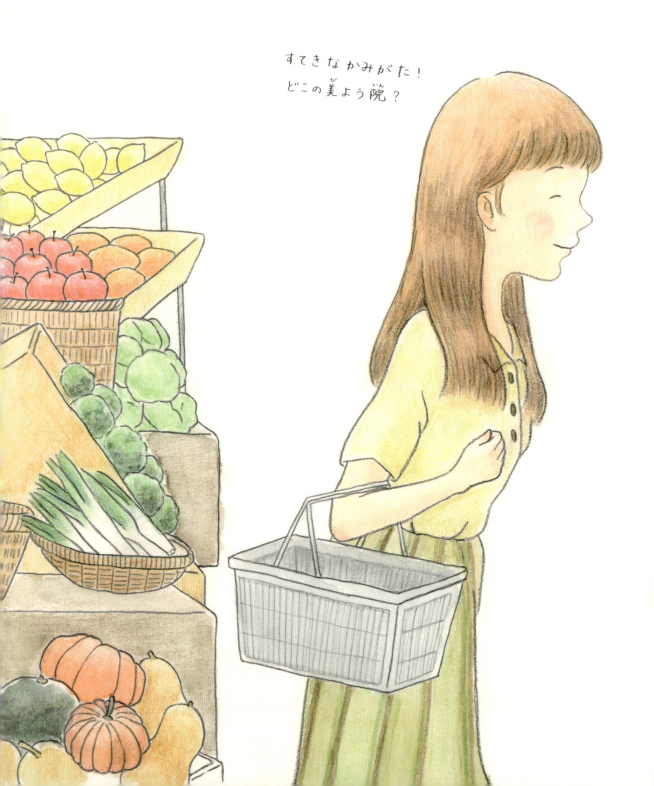

すてきなかみがた！
どこの美よう院？

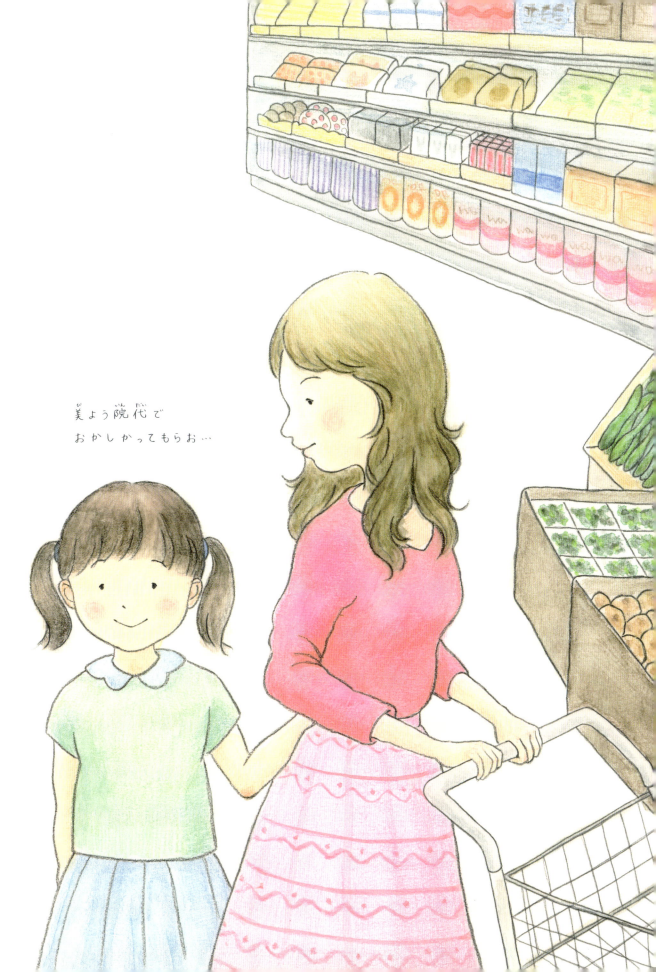

家の中では、夏は、すずしそうだし。

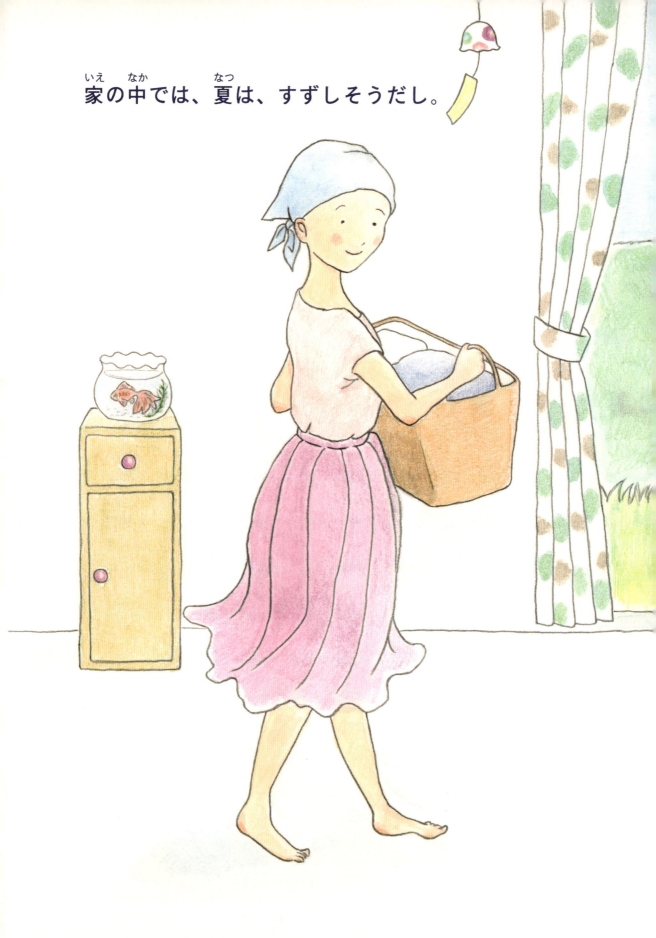

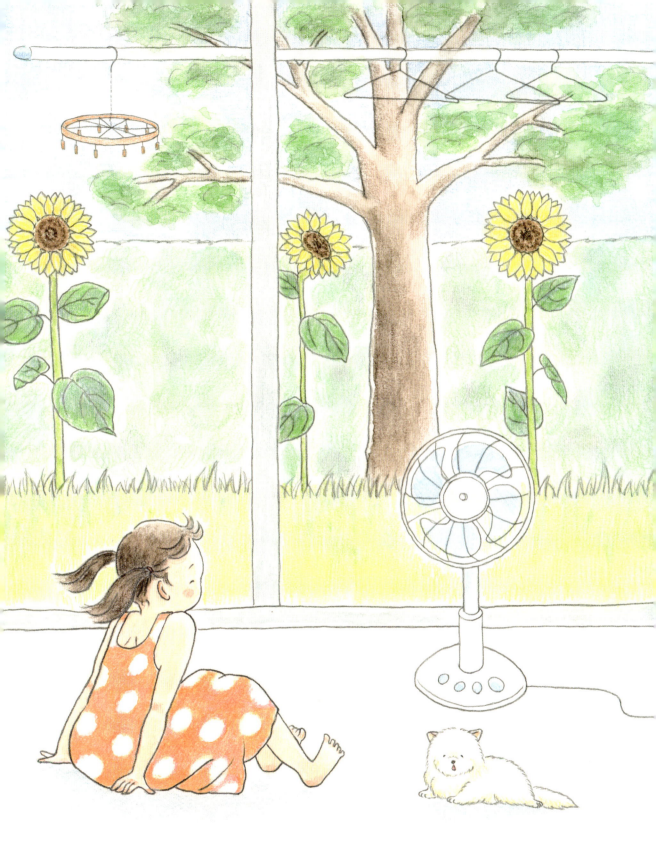

ぬけ毛がないから、
おそうじのとき、ゴミが少ないんだって。

かみの毛おちたら、
ひろって すててねー

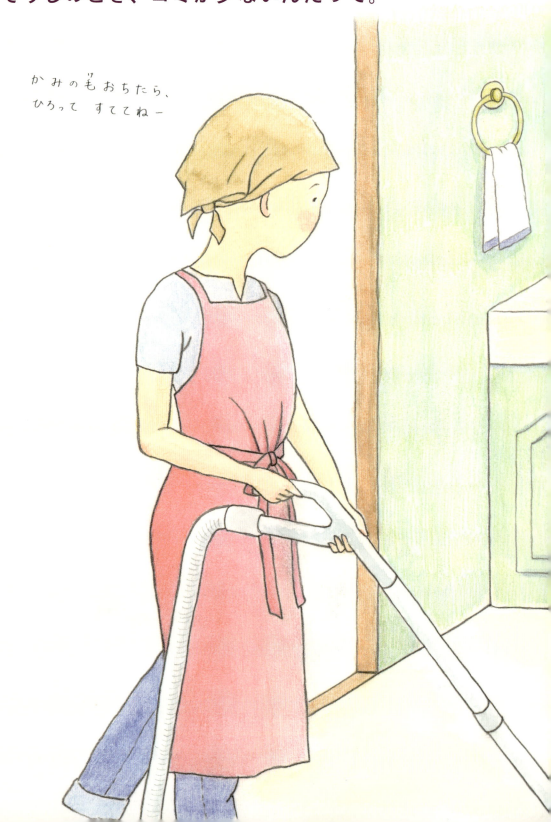

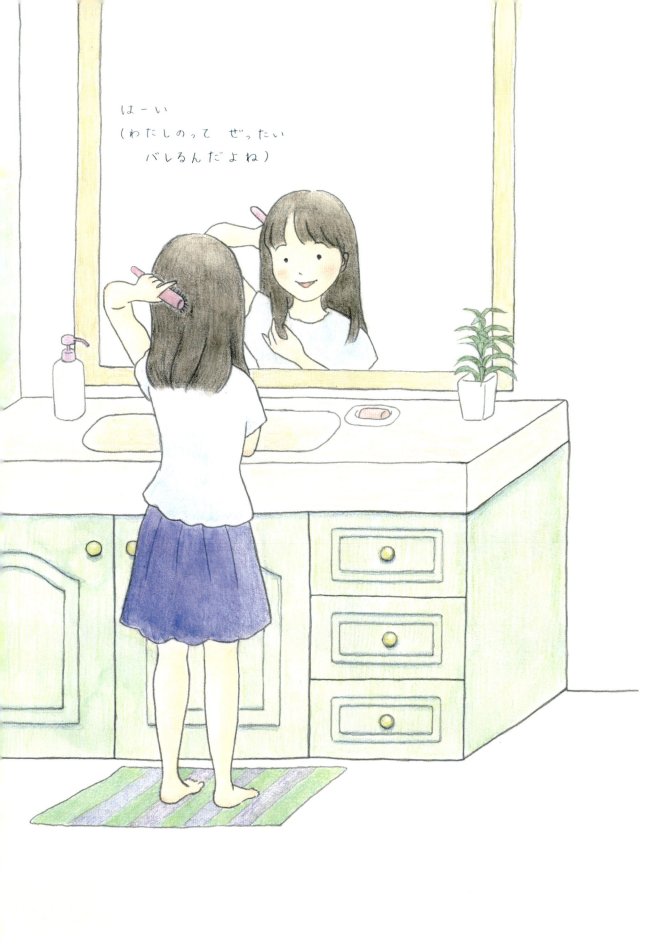

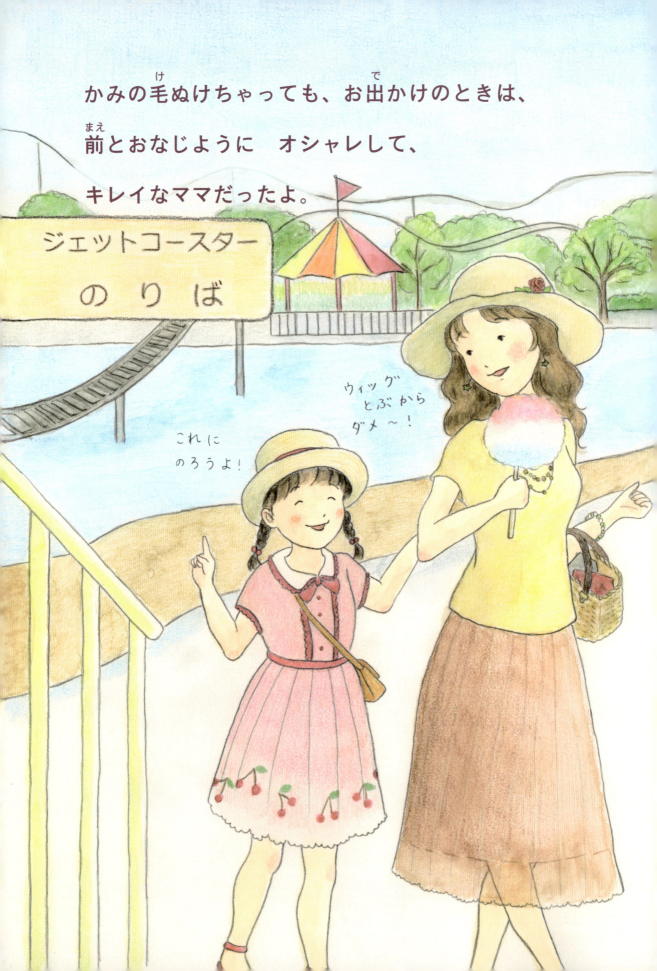

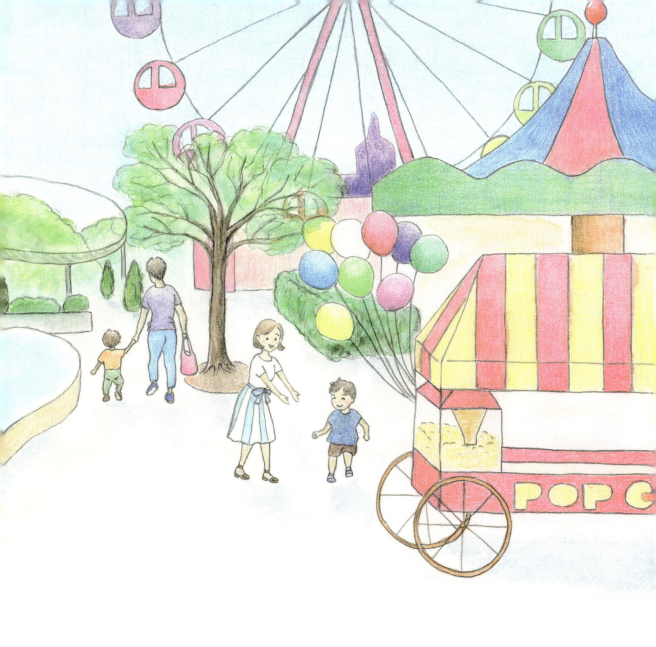

そしてね、こうがんざいがおわったら、
また、ちゃーんと生えてきたよ、かみの毛。

今(いま)のママはね、

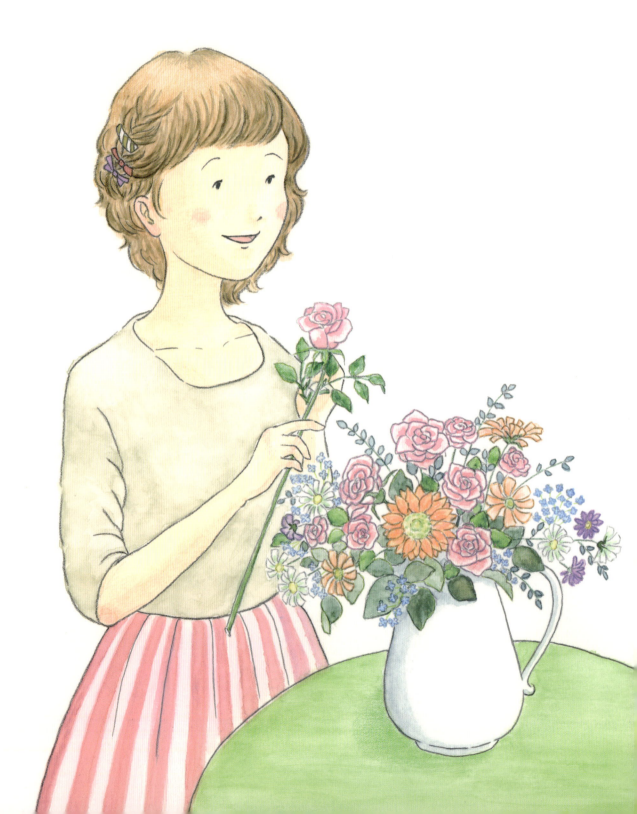

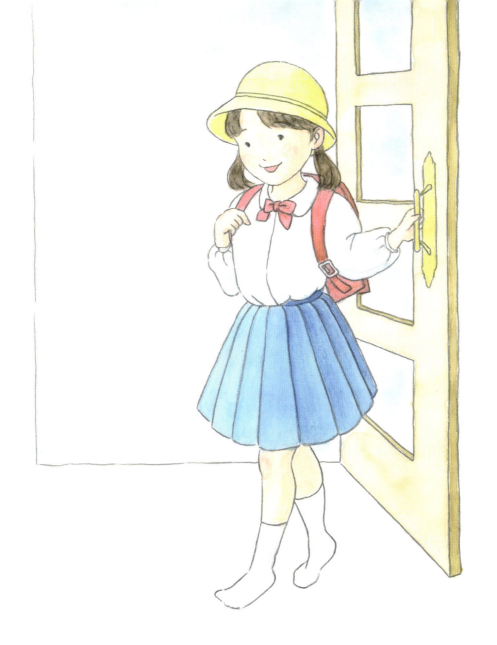

こんなかんじ。

また、いろんなバレッタをつかえるようになったの。

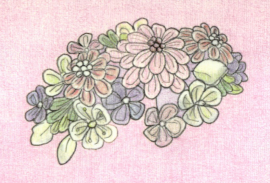

ママは、

わたしが大きくなったら、

ママのバレッタ　ぜーんぶあげるね、

って　いってくれたけど、

わたしは、ママのバレッタは、いらない。

だって、わたしがしょうらい、

女の子の赤ちゃんを　うんだら、

その子に　あげてほしいから。

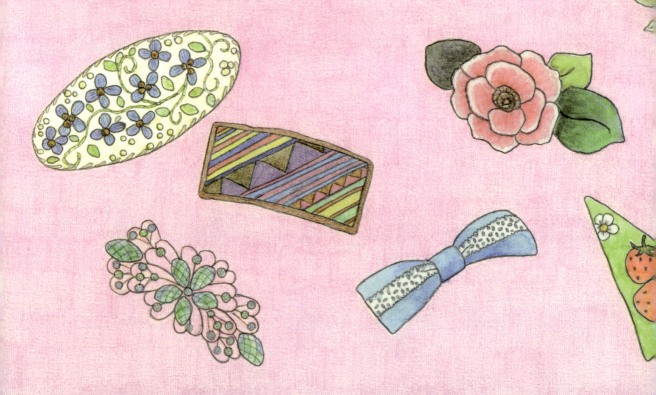

だから、そのときまで、

ママのバレッタは、ママが　もっていて。

でも、わたしも、ときどき　かりちゃおっと。

★ あとがき ★

がんを告知されて頭が真っ白。でも私にはこどもがいる。
立ち止まってはいられない。
がんになったパパやママがあつまって「キャンサーペアレンツ」をつくりました。
インターネットで交流したり、ときどき会って話をしたりしています。
この本は、こどもたちとがんの話をするときに読んでもらいたくてつくりました。
ものがたりは私たちの体験がもとになっています。
がんでも子育てしやすい世の中になってほしい。
それが私たちの願いです。
「キャンサーペアレンツ　えほんプロジェクト」スタッフ一同

★ 謝　辞 ★

本書の出版にあたりまして、
ご指導ご支援をいただきました以下の方々に、
心より感謝いたします。

大沢かおり氏（NPO法人 Hope Tree 代表）／ 小澤美和先生（小児科医）／
可知健太氏（がん情報サイト「オンコロ」）／ 小林真理子先生（臨床心理士）／
塩森恵子先生（漫画家）／ 福岡奈津美氏（NPO法人がんノート）／
藤原ゆみこ氏（日本画家）／ 保坂隆先生（精神腫瘍科医）／
真部淳先生（小児科医）／ 宮西達也先生（絵本作家）

ママのバレッタ

2018年12月　2 日　　　初版　第 1 刷発行
2019年10月 30 日　　　　　　第 2 刷発行

著　者 ▶ たなかさとこ

発行者 ▶ 秋元麦踏

発行所 ▶ 生活の医療株式会社
　　　　東京都文京区関口 1-45-15-104　郵便番号 112-0014

印　刷 ▶ 磯崎印刷株式会社

製　本 ▶ 株式会社難波製本

乱丁本・落丁本はお取り替えいたします。

©Satoko Tanaka　Printed in Japan　ISBN 978-4-9909176-4-7 C3747